Erdenfeuer

Texte und Bilder
inspiriert von der geistigen Welt

Silvia Müller-Vögtli

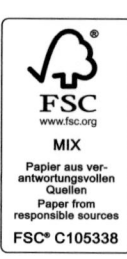

Bibliografische Information der Deutschen Nationalbibliothek:
Die Deutsche Nationalbibliothek verzeichnet diese Publikation in der Deutschen
Nationalbibliografie; detaillierte bibliografische Daten sind im Internet über
dnb.dnb.de abrufbar.

Verlag: BoD · Books on Demand GmbH, Überseering 33, 22297 Hamburg,
bod@bod.de
Druck: Libri Plureos GmbH, Friedensallee 273, 22763 Hamburg

ISBN: 978-3-7693-7742-2

Anleitung

Dieses Buch möchte Ratgeber und
Mutmacher sein.

*

Konzentriere dich auf deine Frage oder dein Problem
und schlage ganz intuitiv eine Seite auf.

*

Öffne dich für die Farben und Worte
und lasse sie auf dich wirken.

Frieden

Wo bist du nur geblieben
Du Frieden dieser Welt
Wer hat dich einst vertrieben
Gibt's etwas das mehr zählt?

Ich möcht dich gerne finden
Doch such ich nach dem Weg
Dass Menschen sich verbinden
Und jeder glücklich leb.

Der Krieg schlägt tiefe Wunden
Und nicht nur in die Haut
Auch Herzen sind zerschunden
Wenn solcher Hass sich staut.

Wer zeigt dem Mensch das Gute
Und führt ihn raus ans Licht
Was nützt denn all das Blute
Wenn dann die Welt zerbricht?

Wir brauchen neue Träume
Denn oft wird einer wahr
Dann wachsen wieder Bäume
Wo vorher Wüste war.

Auszug aus meinem Gedichtband „Lebensweg"

Jetzt bist du da,
am Ziel deiner Träume.
Jetzt bist du da,
am Sinn deines Lebens.
Und die Erfüllung wird sich einstellen,
so wie es eigentlich
für jeden vorbestimmt ist.
Jetzt bist du da,
am Ort der Verheissung.
Jetzt bist du da, im Licht der Liebe.
Ich stehe hier und empfange dich
und Meine Freude ist riesengross.
Jetzt bist du endlich da.

Täglich gehst du deinen Weg
und fragst nicht wohin?
Täglich machst du deine Arbeit
und fragst nicht warum?
Frage dich stets, ob es das ist was du dir
wünscht, oder ob du nur so handelst,
weil du immer so gehandelt hast.
Werde dir bewusst,
was du von deinem Leben erwartest.
Werde dir auch bewusst,
dass jede Sekunde die Möglichkeit bietet
dein Leben zu verändern,
andere Wege einzuschlagen
und neue Türen zu öffnen.
Nimm nicht alles als gegeben hin.

Ich schenke dir alles,
Ich erfülle dir deine Wünsche,
aber wünschen musst du selbst.

Dereinst wirst du dich fragen,
wie du so lange an alten Mustern
festhalten konntest.
Wieso du nicht eher losgelassen
und vertraut hast.
Wieso du dir so viele Fragen gestellt hast
die unnötig waren.
Ich habe immer wieder versucht dich
aufzurütteln, dir Mut zu machen.
Doch jeder Mensch hat sein eigenes Tempo,
muss seine eigenen Entscheidungen treffen.
Ich kann nur neben dir stehen
und dich begleiten.
Handeln musst du.

Die Wege die Ich dir weise
sind nicht immer einfach zu gehen.
Doch glaube daran, dass Ich dir keine Aufgabe
stelle, die nicht von dir bewältigt werden kann.
Lass dich von deinen Gefühlen lenken,
denn hinter den Gefühlen bin Ich.
Deine ganze Kraft kannst du aus Mir
schöpfen, denn Ich bin unendlich.
Lass uns zusammen dem Licht entgegen gehen
und die Wahrheit verkünden,
denn Ich brauche jemanden der mein
Sprachrohr ist.

Empfange Mich wie einen guten Gast,
biete Mir dein Heim und dein Herz.
Du wirst das Vielfache zurückerhalten.
Denn Meine Geschenke sind unendlich,
sie übersteigen deine Vorstellungskraft
und deine Wünsche bei Weitem.
Öffne deine Arme weit für Mich,
denn Ich stehe schon vor deiner Türe
und möchte eingelassen werden.
Ich möchte dir helfen deinen nächsten Schritt
zu tun, zum Wohle aller.
Öffne die Türe,
denn Ich bin längst da.

Endlich trittst du aus dem Schatten
ans Licht.
Endlich hast du deine Wahrheit gefunden
und kannst sie leben.
Du hast dein Licht lange nicht wahrgenommen
und hast dich hinter Ängsten
und Zweifeln verborgen.
Jetzt ist der Tag gekommen,
der dir alle Türen öffnet,
der dir die Augen öffnet.
Jetzt kannst du endlich wahrnehmen
wer du bist.

Tief in dir schlummert etwas
das ans Licht kommen will.
Tief in dir sitzt etwas
das wachsen will.
Gib deinem Innersten eine Chance
sich zu verwirklichen,
denn nicht umsonst trägst du es in dir.
Es wird nicht eher ruhen bis es befreit ist.
Spürst du die Unruhe,
die Ungeduld in dir ?
Gib dein Innerstes frei und du wirst dich
so gut fühlen wie noch nie.
Du wirst die Freiheit geniessen,
die Unbeschwertheit auskosten und
die Erfüllung erfahren können.

Veränderungen schleichen sich oft
einfach so ein, unbemerkt, leise.
Erst nach und nach wird dir auffallen,
was schon alles geschehen ist
und was du schon alles an Erkenntnis
gewonnen hast.
Darum bleib nicht stehen,
auch wenn du das Gefühl hast,
dass sich nichts tut,
dass du nichts geleistet hast.
Denn oft machst du gerade in diesen
Momenten die grössten Schritte.
Unterschätze nicht was du Tag für Tag
leistest, auch wenn du nichts
in den Händen hast was dein Tun beweist.

Vieles wurde immer und immer wieder gesagt,
doch ist es auch wirklich bei dir angekommen?
Ist es wirklich bis zu deinem Innersten
vorgedrungen?
Denn erst von dort aus kann es wirken,
kann es sich ausbreiten und etwas verändern.
Es gilt, das Gehörte umzusetzen,
denn nicht ohne Grund
machst du diese Erfahrung.
Jedes Wort hat seinen Sinn
und seinen Hintergrund.
Höre gut zu!

Es ist an der Zeit neue Lieder zu spielen,
dein Leben neu zu arrangieren.
Werde offen für neue Freuden und Aufgaben.
Das Leben ändert sich stetig,
nur lassen wir es nicht immer zu.
Wir halten an den Dingen fest,
weil wir denken,
dass es nichts Besseres gibt.
Doch siehe, sobald etwas ist,
ist es auch schon wieder vorbei,
zieht weiter, verändert sich.
Lass zu, dass deine Welt sich verändert
und hab keine Angst vor neuen Situationen.
Denn Ich bin der Komponist der neuen Lieder
die dich begleiten werden.
Ich arrangiere die Töne zu einer neuen,
wunderbaren Melodie.

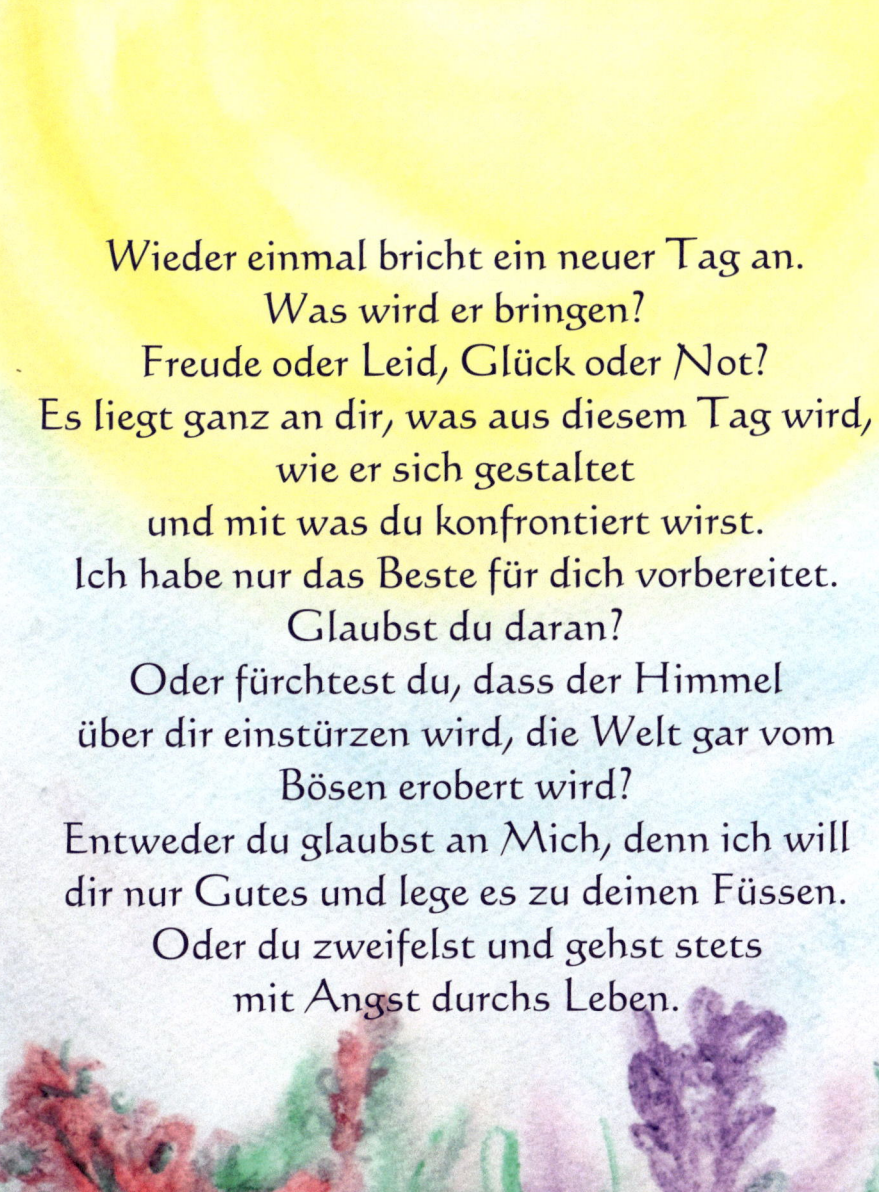

Wieder einmal bricht ein neuer Tag an.
Was wird er bringen?
Freude oder Leid, Glück oder Not?
Es liegt ganz an dir, was aus diesem Tag wird,
wie er sich gestaltet
und mit was du konfrontiert wirst.
Ich habe nur das Beste für dich vorbereitet.
Glaubst du daran?
Oder fürchtest du, dass der Himmel
über dir einstürzen wird, die Welt gar vom
Bösen erobert wird?
Entweder du glaubst an Mich, denn ich will
dir nur Gutes und lege es zu deinen Füssen.
Oder du zweifelst und gehst stets
mit Angst durchs Leben.

Sind die Kirchen wirklich das,
was sie sein sollten?
Habe ich gesagt:
«Baut die grössten und schönsten Häuser für
Mich, denn nur so könnt ihr mich empfangen!?»
Nein.
Ich brauche keine kostbaren Mauern,
keinen Schmuck und Tand.
Es braucht keinen Prunk um Mir nahe zu sein,
denn Ich bin überall.
Mich findet man an jedem Ort
und sei er noch so karg.
Denn Ich sehe in die Herzen der Menschen.
Ich spüre die Liebe und die Freude die sie Mir
entgegenbringen und dies kann auch in der
dunkelsten Kammer sein.
Ich bringe jenen das Licht,
die wirklich an Mich glauben und brauche keine
Beweise in Form von Gold und Silber.

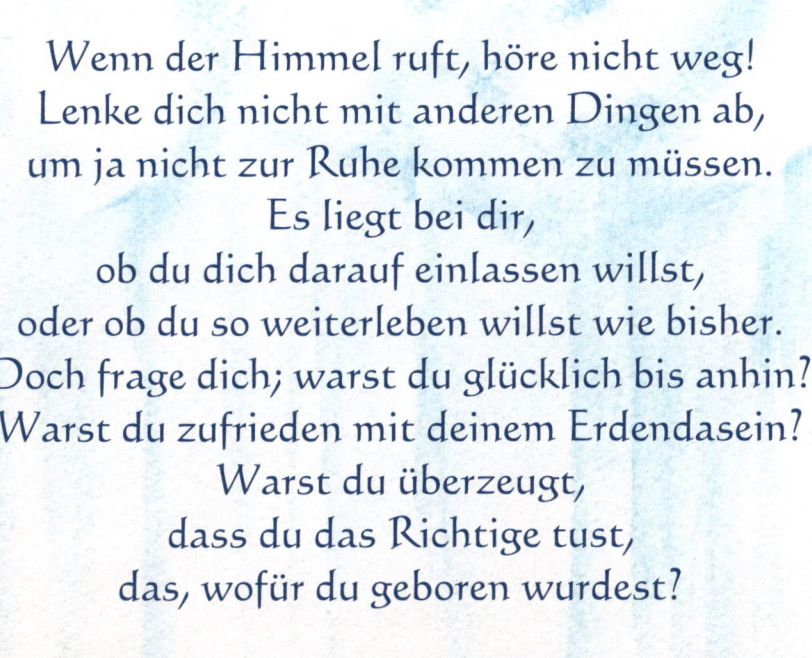

Wenn der Himmel ruft, höre nicht weg!
Lenke dich nicht mit anderen Dingen ab,
um ja nicht zur Ruhe kommen zu müssen.
Es liegt bei dir,
ob du dich darauf einlassen willst,
oder ob du so weiterleben willst wie bisher.
Doch frage dich; warst du glücklich bis anhin?
Warst du zufrieden mit deinem Erdendasein?
Warst du überzeugt,
dass du das Richtige tust,
das, wofür du geboren wurdest?

Ich rufe dich, höre Mir zu!

Alle Kraft der Welt wird es brauchen,
bis es wieder aufgebaut ist,
das Land eurer Träume.
Denn allzu lange lag alles
unter der Decke des Vergessens.
Doch jetzt wird Stück um Stück ausgegraben
und kommt ans Lichte.
Räumt die letzten Brocken der Lügen
und Nebel weg, damit ihr endlich seht
wer ihr seid.
Die Zeit ist reif für die,
die nicht mehr zweifeln.
Die, die stets ihre Herzen offen tragen
und so verbunden sind mit dem Göttlichen.
Die Zeit ist reif, für alle die sich nicht mehr
auf fremde Versprechen einlassen.

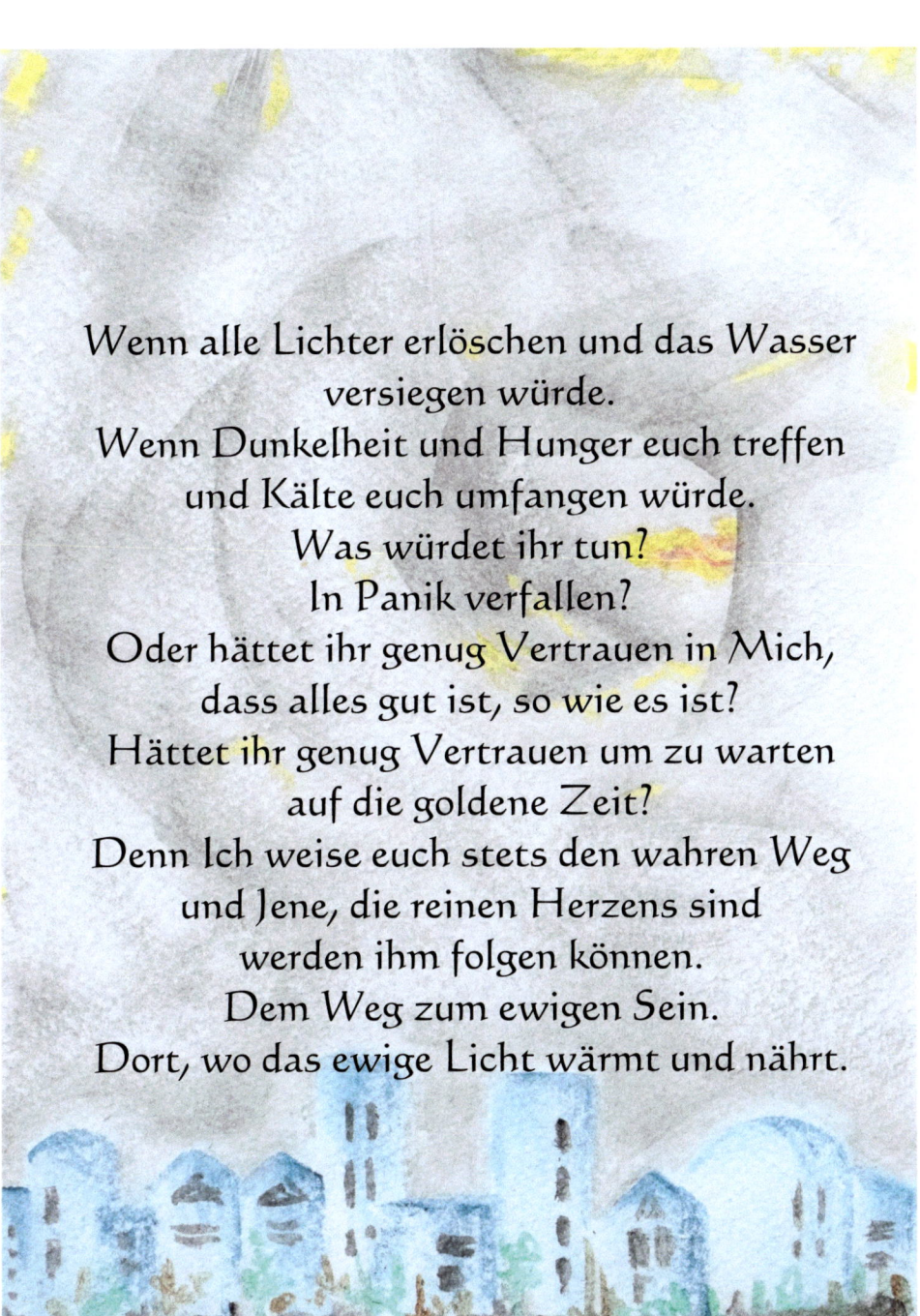

Wenn alle Lichter erlöschen und das Wasser
versiegen würde.
Wenn Dunkelheit und Hunger euch treffen
und Kälte euch umfangen würde.
Was würdet ihr tun?
In Panik verfallen?
Oder hättet ihr genug Vertrauen in Mich,
dass alles gut ist, so wie es ist?
Hättet ihr genug Vertrauen um zu warten
auf die goldene Zeit?
Denn Ich weise euch stets den wahren Weg
und Jene, die reinen Herzens sind
werden ihm folgen können.
Dem Weg zum ewigen Sein.
Dort, wo das ewige Licht wärmt und nährt.

Lass dich in die Weite treiben,
denn Träume und Wünsche
kennen keine Grenzen.
Was wäre, wenn all deine Wünsche
in Erfüllung gingen?
Was wäre, wenn all deine Träume
verwirklicht würden?
Ich weiss, du kannst es dir jetzt noch nicht
vorstellen, doch glaube fest daran,
dass das Universum so unendlich viel
für dich bereithält.
Greife danach, denn dies alles ist näher
als du denkst!

Egal welchen Weg du wählst, egal wie viel
Zeit du dir dafür lässt, am Ende zählt nur,
ob du ihn mit offenen Sinnen gegangen bist.
Das Ziel ist nicht das Ziel, sondern die
bedachten Schritte die du gingst,
die Gefühle die du erfahren durftest
und die Aufmerksamkeit die du selbst den
kleinsten Dingen geschenkt hast.
Denn sie werden dir ihren Wert offenbaren.

Die Welt ist so voller Wunder, die leider
von den meisten Menschen übersehen werden.
Schade drum!

Kannst du dir das Paradies vorstellen?
Siehst du das Licht vor dir, riechst den Duft
und spürst die Energie?
Ich kann dir sagen, alles ist um ein Vielfaches
schöner und grösser
als in deinen kühnsten Gedanken.
Doch die klare Erinnerung daran
musste in euch ausgelöscht werden
bevor ihr zur Erde kamt,
sonst wäre es nicht möglich
diese Zeit hier gewissenhaft zu leben
und eure Aufgaben zu erfüllen.
Zu stark wäre euer Sehnen.
Doch eines Tages wirst du wieder eingelassen,
in den Garten Eden und dann wirst du
verstehen….

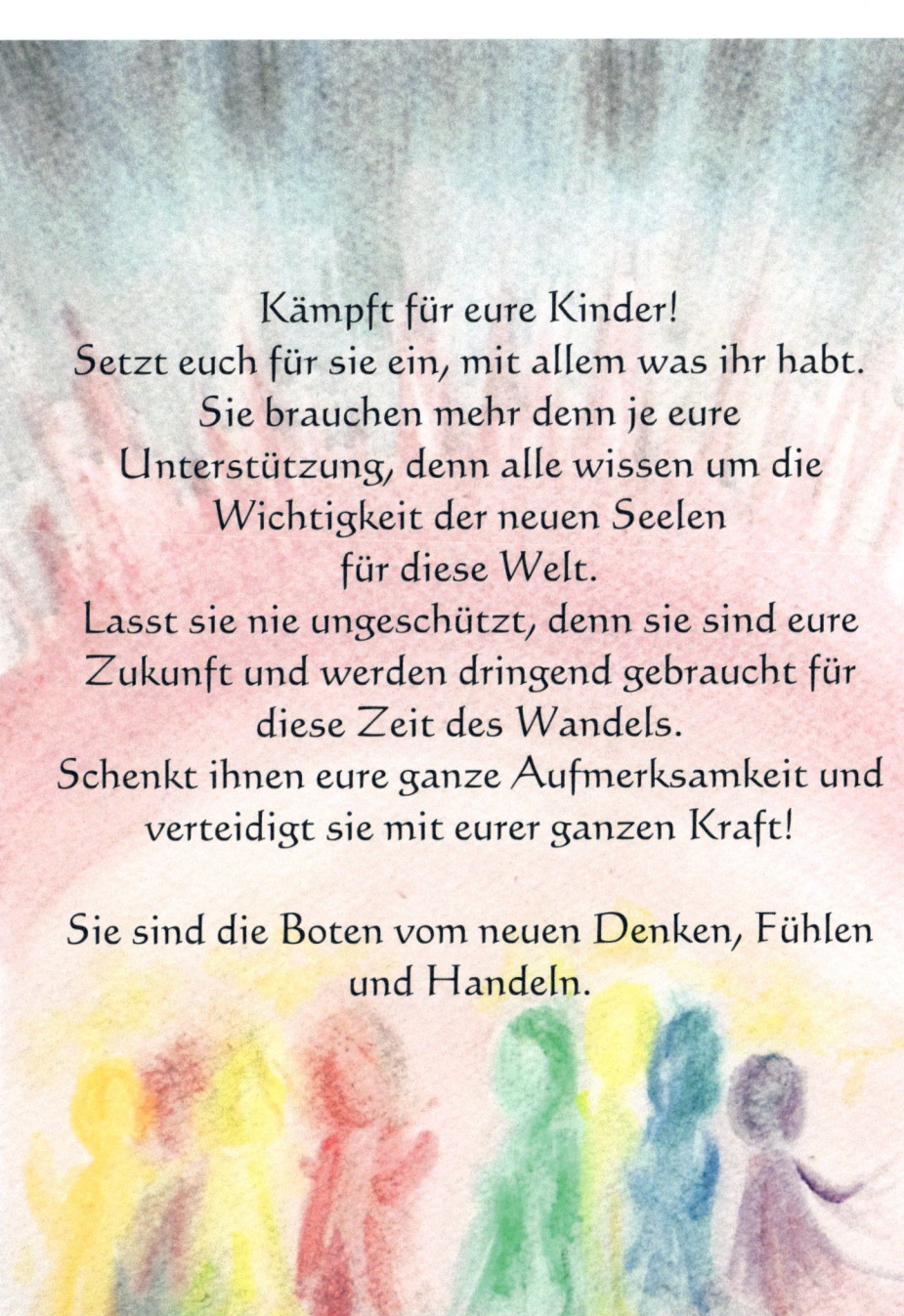

Kämpft für eure Kinder!
Setzt euch für sie ein, mit allem was ihr habt.
Sie brauchen mehr denn je eure
Unterstützung, denn alle wissen um die
Wichtigkeit der neuen Seelen
für diese Welt.
Lasst sie nie ungeschützt, denn sie sind eure
Zukunft und werden dringend gebraucht für
diese Zeit des Wandels.
Schenkt ihnen eure ganze Aufmerksamkeit und
verteidigt sie mit eurer ganzen Kraft!

Sie sind die Boten vom neuen Denken, Fühlen
und Handeln.

Siehst du die Blumen am Wegesrand?
Nimmst du all die Schönheit noch wahr
die Ich dir geschenkt habe?

Oder bist du ständig in irgendwelche
technischen Geräte vertieft, lässt dich von
ihnen mehr als unbedingt nötig gefangen
nehmen und vergisst darüber schlicht das
wahre Leben?

Dies entspricht nicht dem Sinn hier auf Erden.
Du solltest wertvolle Erfahrungen machen und
damit Körper, Seele und Geist stärken und
weiterentwickeln.
Hebe dein Haupt und sieh das wahre Leben!

Ferne Welten sind nicht mehr fern,
wenn die Zeit der Verbrüderung
gekommen ist.
Denn alles ist eins und stammt
aus der gleichen Quelle.
Es gibt kein besser oder schlechter,
kein schöner oder hässlicher.
Alles hat seine Berechtigung!
Jede Form, jeder Ausdruck
zählt etwas auf dieser Erde.

Wir geben uns stets die Hände,
auch wenn es euch nicht bewusst ist.
Wir sind verbunden mit allem was ist,
auch wenn ihr es nicht seht.
Denn alles, Pflanze, Tier und Mensch,
sind entstanden aus dem Einen.

Wenn du mit dir im Reinen bist,
was bedeutet dann Zeit?
Wenn du mit dir im Reinen bist,
wo sind dann Träume und Wünsche?

Wenn du mit dir im Reinen bist,
ist die Zeit unendlich und du hast weder
Träume noch Wünsche.
Denn alles ist vollkommen.
Alles ist im Hier und Jetzt.

…wenn du mit dir im Reinen bist.

Wenn das nun alles war,
was würdest du bereuen?
Wenn die letzte Stunde für dich geschlagen
hätte, was täte dir leid?
Momente des Zögerns?
Entscheidungen die du getroffen hast?
Ereignisse die ungenutzt an dir vorüber zogen?

Noch hast du Zeit vieles nachzuholen
was du bereust,
Einiges wieder gutzumachen,
was fehl ging und Etliches zu überdenken
was dir wert erscheint.

Wann, wenn nicht jetzt?

Wirft das Leben immer wieder
neue Fragen auf
die dich überfordern?
Dann bist du nicht im Fluss,
dann lässt du nicht zu,
dass das Leben dich durchströmt,
sondern staust es
mit deiner Angst,
deiner Unsicherheit
und deinen Zweifeln.
Beseitige die Steine
die im Wege liegen.
Schaffe Platz und Raum.
Fliesse mit dem Leben mit
und sperre dich nicht dagegen.
So wird es viel einfacher,
die Antworten auf alle Fragen zu finden.

Wisse, alles was du siehst und erfährst
hat seinen Sinn.
Jede Begegnung mit Mensch, Tier und Natur
bringt dich weiter auf deinem Weg
und schenkt dir die Möglichkeit
mehr über dich zu erfahren.
Alle Begegnungen bieten dir Hand,
dein ganzes Potential zu erkennen
und zu leben.
Sie sind ein Zeichen und können sich
zu jeder Zeit zeigen.
Nutze sie, bevor sie an dir vorüberziehen.

Was bedeutet Liebe für dich?
Ist es ein sich anpassen,
sich aufgeben für dein Gegenüber?
Tust du alles, damit du geliebt wirst?
Die Menschen können nur erahnen,
was wirkliche, wahre Liebe ist.
Sie können sich vielleicht in kurzen,
losgelösten Momenten ihr nähern und einen
zarten Hauch davon erhaschen.
Aber nur, wenn sie wirkliche ganz bei sich
bleiben und ihr wahres Selbst nie verleugnen,
um der Liebe anderer zu genügen.
Denn wahre Liebe genügt sich selber.

Es gibt nichts ausser
MIR

Kannst du vergeben?
Erwartest du von anderen,
dass sie vergeben können?
Wo sind die Grenzen und gibt es diese
überhaupt bei der Vergebung?
Geht es nicht gerade darum, auch schwierigen
Situationen mit Verständnis zu begegnen?

Wahre Vergebung ist ein grosses Geschenk
und solltest du sie je erfahren, sei zu tiefst
dankbar und versuche, sie bei der nächsten
Gelegenheit weiterzugeben.

Findest du dich zurecht in der neuen Welt?
Auch wenn du es noch nicht bewusst
wahrnimmst, so hat sich doch vieles verändert,
zum Guten.
Atme immer wieder tief durch!
Eine ganz neue Kraft wird dich durchströmen
und dir Energie für das Leben da draussen
schenken.
Tritt mit beiden Füssen fest auf der Erde auf
und vertraue deinen Instinkten,
deinen Gefühlen, deinem innersten Selbst.
Es wird dich von jetzt an sicher und klar durch
die Zeit führen.

Wähle bewusst aus, was du hinter dir lassen
willst und wer und was es wert ist,
dich weiter auf deinem Weg zu begleiten.
Es gibt jetzt keinen Platz mehr für alte Dinge
und Menschen die dich belasten.
Entscheide ganz alleine für dich,
denn deine Seele und dein Herz sind das
Wichtigste was es zu beachten gilt
bei dieser Auswahl.
Jeder ist alleine verantwortlich
für sein Tun und Lassen.

Geh deinen Weg frei und unbeschwert weiter.

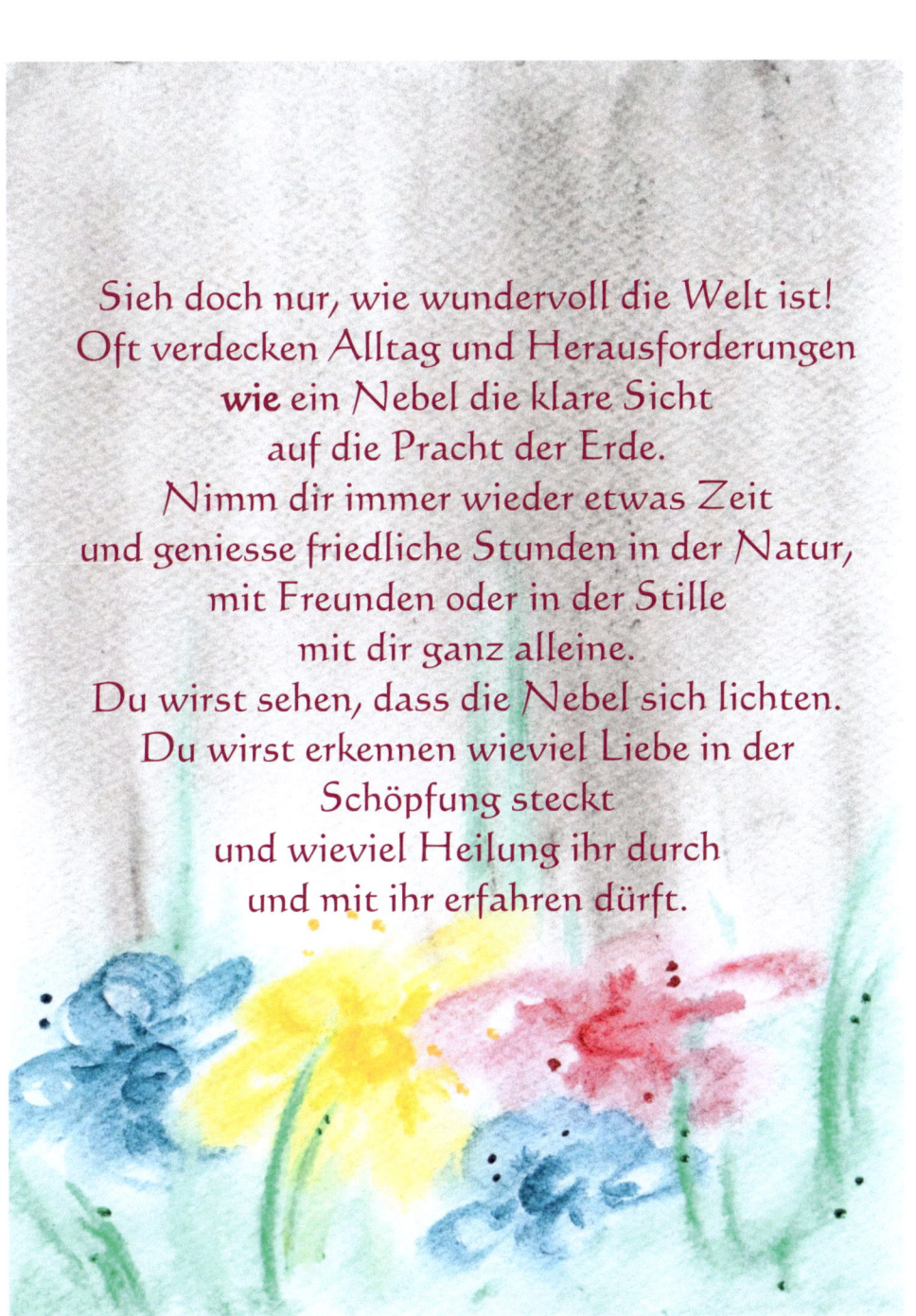

Sieh doch nur, wie wundervoll die Welt ist!
Oft verdecken Alltag und Herausforderungen
wie ein Nebel die klare Sicht
auf die Pracht der Erde.
Nimm dir immer wieder etwas Zeit
und geniesse friedliche Stunden in der Natur,
mit Freunden oder in der Stille
mit dir ganz alleine.
Du wirst sehen, dass die Nebel sich lichten.
Du wirst erkennen wieviel Liebe in der
Schöpfung steckt
und wieviel Heilung ihr durch
und mit ihr erfahren dürft.

Alles ist miteinander verwoben!
Und jetzt ist die Zeit gekommen,
wo immer mehr Menschen dies auch erkennen.
Nichts ist getrennt!
Alles ist Eins!
Je mehr dies erkannt wird, desto schneller wird
die Erde frei von schlechten Gedanken
und Werken.
Verbindet euch, stärkt euch in eurem Glauben
und schenkt euch Zeit und Liebe!
Denn wenn ihr den Himmel in euch gefunden
habt, wird er sich auch im Aussen zeigen.

Man sagt, dass der Flügelschlag
eines Schmetterlings am anderen Ende
der Welt etwas bewirken kann.
Wieso sollte es also nicht möglich sein,
dass sich die Energie guter Taten über die
ganze Erde ergiesst?
Glaube daran, dass dies geschehen kann,
denn Glaube ist eine starke Kraft.
Und achte darauf, dass du möglichst viele
gute Gedanken und Taten in die Welt gibst
um sie so ein Stück besser zu machen.

Quäle dich nicht mit Gedanken,
was du alles an dir verändern musst
um geliebt zu werden.
Vergiss nie, du wirst geliebt!
Vielleicht nicht von denjenigen,
die am naheliegendsten wären
und vielleicht auch nicht auf eine Art
wie du dir vorstellst.
Aber glaube Mir,
die Liebe die Ich für dich empfinde,
kann dir kein menschliches Wesen geben.
Also lass dich auf Mich ein und empfange
Meinen Tost, Meinen Segen, Meine Kraft
und die bedingungslose Liebe.

Wähle nicht immer den einfachsten Weg,
denn oftmals führt er dich nicht ans Ziel.
Nimm die Herausforderung einer neuen,
unbekannten Aufgabe an
und der Lohn ist dir sicher.
Es wird sich als zukunftsweisend
herausstellen, dass du mit Mut und ohne
zu zögern deiner Intuition gefolgt bist.
Geh weiter deinem Traum entgegen,
auch wenn er dir manchmal unerreichbar
erscheint!

Die Tore zum Himmel stehen offen.
Du kannst sie des Nachts durchschreiten,
um dich von deinen Herausforderungen
auf der zu Erde erholen.

Eines Tages wirst du auch wieder bleiben,
dort hinter den Toren.
Doch so weit ist es noch nicht.
Ich habe noch einiges vor mit dir
und ganz tief in deinem Herzen
weisst du das auch.

Selbst wenn dich oft die Sehnsucht plagt,
vertraue Mir!

Gilt dein Versprechen noch,
jenes, das von dir abgegeben wurde
bevor du dich auf das
Abenteuer Erdenleben eingelassen hast?
Denkst du noch daran, dass dies alles von dir
gewählt wurde und du Allem
zugestimmt hast?
Wolltest du nicht Fortschritte und
Erfahrungen auf der Erde machen, um deine
Seele weiter voranzubringen
und schlussendlich die Meisterschaft zu
erlangen?
Versprochen ist versprochen!

Werde nicht müde,
neue Dinge und Orte zu entdecken.
Es gibt so wundervolle Geschenke
auf dieser Welt,
man muss sie nur erkennen und achten.
Man muss sie als solches beschützen
und bewahren.
Mach dich auf und werde Beschützer und
Bewahrer der irdischen Schätze.
Zeige den Menschen, dass die Erde es wert ist
das man ihr Sorge trägt, denn schlussendlich
hängt unser aller Wohl von ihr ab.

Unser aller Wunsch ist es,
dass die Welt sich wandelt,
sich wandelt zum Guten, zur Liebe und
zum ewigen Vertrauen in die Schöpfung.
Denn so wie die Welt denkt,
so wird sie geschehen.
Daran geht kein Weg vorbei.
Verwende deine Hände für gute Taten.
Öffne dein Herz für wahre Liebe
und leite deinen Verstand
zu ehrlichen Worten an.
So kann eine neue, gute Welt entstehen.

Es wird zu viel gesprochen auf dieser Welt,
zu viele Worte werden unbedacht benutzt.
Zu viele Meinungen tun sich kund.
Aber niemand ist vollkommen
und kann sich allwissend nennen.
Jeder sollte seinen Stolz überwinden
und vom anderen lernen.
Dazu ist diese Zeit gedacht, denn so wie jetzt,
kann und wird es nicht weitergehen.
Wie viele Opfer soll diese Zeit noch fordern?
Nur weil ihr zu stur seid
euch die Hand zu reichen?
Das Böse wird sich schlussendlich
selber bekämpfen,
wenn ihr in Liebe aufeinander zugeht.

Was ist das nur,
was dich immer wieder bremst?
Was lässt dich immer wieder zögern?
Lass doch den Dingen ihren Lauf!
Sind es die möglichen Reaktionen deines
Umfeldes die dich verunsichern?
Bist du selber zu wenig überzeugt
von dem was du tust,
trotz der Zeichen
die dich immer wieder erreichen?
Nur mühsam kann sich so
dein wahres Leben zeigen.
Nur mit viel Kraft wirst du Fortschritte
machen können.
Lass die Kontrolle endlich los
und alles wird einfacher.

Fühlst du dich wohl in deinem Zuhause?
Hast du dein Heim mit viel Liebe und
Hingabe eigerichtet oder nur das Nötigste
irgendwo platziert?
Hast du dir Zeit genommen, um dir eine
Wohlfühlatmosphäre zu schaffen oder nur
achtlos ein Teil zum anderen gefügt?
Herrscht ein stetiges Chaos?

Dein Zuhause ist ein Spiegel deines Inneren
und sagt viel darüber aus, an was es dir fehlt.
Schaffe dir bewusst ein schönes Zuhause und
es wird sich positiv auf dein ganzes Leben
auswirken.

Wo sind denn deine Träume hin?
Nur weil du einen Rückschlag erlitten hast,
musst du nicht dein ganzes Leben
in Frage stellen.
Es gibt immer noch so viel zu tun auf der Erde!
Du kannst nicht alles aufgeben,
nur weil es gerade nicht optimal läuft,
du vielleicht Schmerzen hast
oder ein Unglück geschehen ist.
Das Leben geht weiter!
Mach das Beste daraus und beweise damit,
dass dir deine Aufgaben
und Wünsche wichtig sind.

Manche Menschen sind in ihrem Wesen
gefangen und können sich nicht von altem
Denken lösen.
Zu unsicher erscheint ihnen die Zukunft ohne
die Sicherheit des Bekannten.
Sie werden ihr Leben weiter verfolgen ohne
nach rechts und links zu schauen.

Ich gestehe den Menschen den freien Willen
zu und verurteile sie nicht.
Gelingt dir dies auch?

Bei der Gestaltung dieses Buches ist eine neue Anordnung von Text und Bild entstanden.

Ich habe während des Schreibens eine andere Form der Entstehung der Texte wahrnehmen dürfen, indem sich die geistigen Übermittlungen mit meinen persönlichen Erfahrungen, bzw. Worten, «verwoben» haben.
Dies hat in mir das Bedürfnis ausgelöst, die Bilder als Hintergund für den Text zu nutzen, um dieses «Verwobene» darzustellen.

Alles wird Eins

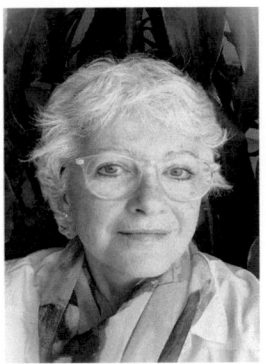

Im Vertrauen in die Schöpfung
Silvia Müller-Vögtli